AF404210

AFFECTIONS NASALES

ET TROUBLES OCULAIRES RÉFLEXES

Par M. Georges LAURENS (1)

INTERNE DES HÔPITAUX DE PARIS

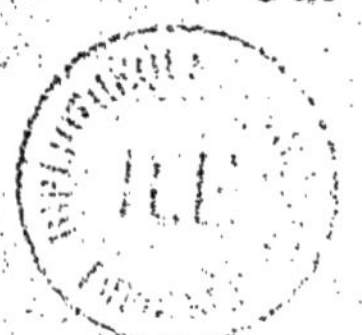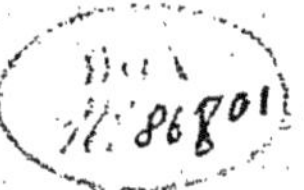

Hack (2) (de Fribourg en Brisgau) le premier, observa des réflexes ayant leur point de départ dans la muqueuse nasale. Il attira l'attention sur ce fait que certains phénomènes nerveux : toux, névralgies, migraines, étaient liés à la tuméfaction pathologique de la pituitaire et qu'en traitant celle-ci, on obtenait la guérison de nombreuses névroses ayant résisté jusque-là à divers modes de traitement.

Le cadre des névroses nasales a été, par la suite, considérablement élargi, et beaucoup de troubles réflexes : céphalalgies, douleurs du vertex, douleurs occipitales, vertiges, cauchemars, épilepsie, asthme, toux spasmodique, etc., ont trouvé leur explication dans un état d'inflammation et d'irritation chronique du nez. Donc rien de plus logique que l'œil, par son voisinage immédiat des fosses nasales et des sinus, par ses connexions directes avec ces cavités (vasculaires, nerveuses, canal lacrymo-nasal), ne subisse l'action des réflexes. Il y a cependant des limites à cette association pathologique, et il est bien évident que nous ne comprendrons pas sous la désignation de troubles oculaires d'origine nasale certains accidents passagers, tels que le larmoiement, le blé-

---

(1) Extrait des *Annales d'Oculistique*, avril 1896.

(2) HACK. (*Wiener med. Wochenschrift*, septembre 1885.)

pharospasme, provoqués par l'introduction du spéculum ou l'exploration avec le stylet, qui sont des faits physiologiques, transitoires, dus à une simple irritation et non des névroses, au sens propre du mot. Pour cela, il faut une lésion du nez ou de ses annexes, si légère qu'elle soit.

Ces phénomènes réflexes signalés par Hack, ont été plus tard confirmés par Gruening (1), Lennox-Browne (2), Beth-man (3). Cet auteur rapporta de nombreux cas de guérison d'affections oculaires par l'ablation de polypes muqueux, par le traitement d'ulcérations nasales et par la cautérisation de cornets hypertrophiés. E. Berger (4) observa le premier un rétrécissement du champ visuel consécutif à une maladie du nez. Schmidt-Rimpler (5) et Ziem apportèrent de nouveaux faits, et Lieven (6) exposa dans une étude spéciale ces névroses oculaires. A. B. Kibbe(7), Grossmann (8), reprirent ces théories et ce dernier auteur fit une compilation de tous les faits connus jusqu'alors.

En France, Trousseau, dans une communication à la Société d'ophtalmologie (2 avril 1889), publia de très intéressantes observations de troubles oculaires dont l'origine était dans les fosses nasales et qui ne pouvaient s'expliquer que par un réflexe parti de ces cavités. C'est une jeune fille qui ne guérit d'un blépharospasme rebelle ayant résisté à tous les traitements, qu'après l'ablation de petits polypes du nez, une autre malade prise de blépharospasme chaque fois qu'elle commence un coryza aigu, un homme de trente-cinq ans atteint d'accès répétés de migraine ophtalmique qui ne disparurent qu'après avoir, sur le conseil de Trousseau, fait extraire du nez deux petits polypes pédiculés. Une mydriase unilatérale, inexplicable en apparence, ne cessa qu'à la suite de cautérisations d'ulcérations du nez. Trousseau cite également plu-

---

(1) GRUENING. (*Medical record*, 30 janvier 1886.)

(2) LENNOX-BROWNE. (*Brit. med. journ.*, 28 mai 1887.)

(3) BETHMAN. (*Chicago med. soc.*, 17 janvier 1887.)

(4) E. BERGER. (*Archiv. für Augenheilkunde*, XVII, p. 293, 1887.)

(5) SCHMIDT-RIMPLER. (*Klinische Monatsblätter für Augenheilkunde*, octobre 1887.)

(6) LIEVEN. (*Deutsche med. Wochenschrift*, n° 48, p. 1085, décembre 1892.)

(7) A. B. KIBBE. (*Medical record*, 23 avril 1892.)

(8) GROSSMANN. (*Allg. Wiener med. Zeitung*, n°⁰ 14, 15, 16, 18, 20, 1893.)

sieurs cas de véritable asthénopie, rebelle à tous les traitements, sauf à celui de la lésion de la pituitaire. Depuis
quelques années ces faits ont été mieux connus, plus étudiés
et actuellement il n'est pas d'ophtalmologiste et de rhinolo-
giste qui ne les ait observés.

On les rencontre dans un grand nombre d'affections: coryza
aigu, polypes, ozène, ulcères des fosses nasales, sinusites;
mais c'est surtout dans la rhinite chronique hypertrophique
qu'ils atteignent leur maximum de fréquence. Leur classifi-
cation échappe à des lois précises, car ils intéressent à peu
près toutes les parties constituantes de l'appareil oculaire
qu'ils peuvent frapper isolément ou simultanément; cependant en les groupant d'une façon un peu schématique, on voit
qu'ils portent : 1° sur la sensibilité ; 2° sur les sécrétions ;
3° sur la motilité ; 4° sur la nutrition et les vasomoteurs.

I. — Les accidents nerveux réflexes peuvent atteindre la
sensibilité générale ou la sensibilité spéciale de l'œil.

Les troubles de la sensibilité générale se manifestent sous
forme de *douleurs*, dont la nature est très diverse. Le malade
accuse tantôt des picotements, une sorte de démangeaison,
une sensation de brûlure au niveau des paupières et des
yeux, tantôt des douleurs sus ou sous-orbitaires avec de la
céphalée frontale. Les douleurs de l'angle interne de l'œil, la
névralgie ciliaire dans le coryza aigu, relèveraient, d'après
Ziem, de troubles circulatoires. Il y a des cas où les malades
éprouvent une véritable sensation de corps étranger, de
gravier, bien qu'un examen attentif ne décèle rien d'anormal,
ou seulement un peu d'injection conjonctivale et un léger
gonflement palpébral. Bethman (1) a cependant observé une
tuméfaction des paupières revêtant la forme d'un pseudo-éry-
sipèle et il l'attribue à un trouble circulatoire d'origine nasale ; Berger l'explique, au contraire, par la blépharite consécutive au larmoiement et par le blépharospasme qui accompagne les troubles réflexes. W. Cheatam (2) a signalé des

---

(1) BETHMAN. (*Loc. cit.*)
(2) W. CHEATAM. (*Loc. cit.*)

douleurs extrêmement violentes intra et péri-oculaires, consécutivement à l'application d'acide chromique sur la muqueuse nasale. Cet auteur irait même beaucoup plus loin et selon lui tous les malades accuseraient des douleurs oculaires lorsqu'on fait des cautérisations nasales à l'acide chromique, opinion qui semble quelque peu exagérée. Le même auteur rapporte des faits nombreux de polypes du nez, d'obstruction par hypertrophie du cornet inférieur et déviation de la cloison, s'accompagnant de douleurs vives au niveau des yeux avec affaiblissement de la vue, symptômes qui disparaissaient par la guérison de la lésion nasale.

Les troubles de la sensibilité spéciale du nerf optique et de la rétine, exagération, diminution ou abolition, se traduisent par la photophobie, l'amblyopie et l'amaurose.

La *photophobie* est une manifestation réflexe très fréquente dans beaucoup d'affections du nez.

L'*amblyopie* s'observe moins souvent et n'est relatée que dans quelques observations. Bronner (1) a remarqué des troubles de la vue, de l'amblyopie, apparaissant dans le cours d'affections inflammatoires des fosses nasales et des sinus, à la faveur des liens vasculo-nerveux, dit-il, qui relient les deux régions. Cette amblyopie réflexe a été également signalée par E. Berger et Mooren. Rosenberg (2) rapporte un fait remarquable où il a vu, chez un malade, à la suite d'une légère cautérisation du nez pour un coryza vaso-moteur, des troubles de la vue tout à fait spéciaux; les objets parurent d'abord bleu foncé, puis il y eut une cécité absolue qui disparut au bout de sept minutes.

L'*amaurose* n'a pas été notée comme symptôme réflexe d'affections nasales. Schmidt-Rimpler (3) a vu, il est vrai, une femme de vingt-trois ans, chez laquelle on avait fait l'ablation des polypes du nez au moyen de l'écrasement, devenir aveugle des deux côtés, mais il explique cette amaurose bilatérale par l'hémorrhagie consécutive et il soupçonne une ischémie dans le centre visuel.

---

(1) BRONNER. (*Loc. cit.*)

(2) ROSENBERG. (*Berlin. klin. Wochenschrift*, n° 2, 13 janvier 1890.)

(3) SCHMIDT-RIMPLER. (*Loc. cit.*)

II. — L'irritation des branches nasales du trijumeau a fréquemment son retentissement sur les nerfs excito-sécréteurs oculaires : le *larmoiement* en est sa traduction symptomatique.

On sait que l'écoulement réflexe des larmes s'observe dans de nombreuses conditions physiologiques. Il accompagne souvent l'éternuement; il se montre après l'arrachement d'un vibrisse du vestibule nasal. Quel est le spécialiste qui n'a vu l'introduction du spéculum dans une narine ou l'exploration nasale, avec la sonde et le stylet, déterminer parfois une hypersécrétion des larmes du côté correspondant? Tous ces faits expliquent la facilité avec laquelle se produit le larmoiement réflexe dans certaines affections nasales et sa grande fréquence, indépendamment de toute affection des voies lacrymales. On l'observe principalement dans des rhinites hyperplasiques avec polypes muqueux du nez, dans les rhinites atrophiques, etc.; dans tous ces cas, l'origine nasale sera mise hors de doute par le résultat du traitement. Une simple cautérisation des cornets inférieurs a suffi pour guérir des larmoiements incoercibles ayant résisté à tout traitement oculaire.

III. — Les troubles réflexes de la motilité observés du côté des yeux au cours d'affections du nez, du cavum ou des sinus, peuvent intéresser les muscles à fibres striées ou les muscles à fibres lisses.

Dans le domaine des muscles à fibres striées, les troubles se produisent surtout dans le territoire du facial ou du moteur oculaire commun et se caractérisent cliniquement par le blépharospasme ou le strabisme.

Le *blépharospasme* est accusé par beaucoup de malades chez lesquels il devient une gêne continuelle. Si, expérimentalement, on chatouille avec un tuyau de plume certaines parties de la muqueuse du nez, on voit se produire l'occlusion spasmodique de la fente palpébrale du même côté (Berger). Ce phénomène physiologique se reproduit pathologiquement dans certaines altérations de la pituitaire. On en conçoit facilement le mécanisme : l'irritation de la muqueuse nasale amène un véritable réflexe dont la voie centripète est représentée par les filets terminaux du trijumeau, le centre par le plancher du quatrième ventricule et la voie centrifuge par le nerf facial.

Ce blépharospasme, dont la conséquence est le rétrécissement de la fente palpébrale, s'observe du côté correspondant à la fosse nasale malade, il est lié à l'évolution de la rhinite, il apparaît, augmente, diminue et disparaît avec elle.

Le *strabisme* n'a pas été fréquemment signalé. Goureau (1) en a rapporté un cas à la suite de végétations adénoïdes. Il s'agissait d'un enfant de neuf ans et demi, atteint d'un strabisme externe de l'œil gauche, chez qui la déviation oculaire s'était développée concuremment et parallèlement à une surdité causée elle-même par des végétations adénoïdes. L'ablation de ces dernières fut suivie du rétablissement de l'ouïe et de la disparition progressive du strabisme, qui, quatre mois après l'opération, n'avait plus laissé aucune trace.

Nous avons eu l'occasion d'observer, dans le service de notre maître, le docteur Tapret, à l'hôpital Saint-Antoine, un cas analogue qui a été publié (2).

Nous avons vu deux enfants présentant en même temps que du strabisme des végétations adénoïdes abondantes qui furent enlevées, mais nous n'avons pu suivre les petits malades et ne pouvons, par suite, établir la relation de cause à effet entre les deux affections. Il est probable que certaines de ces déviations oculaires doivent reconnaître comme origine des troubles dans la respiration nasale, si fréquents chez les enfants et qu'un examen et un traitement préalables du nez permettrait peut-être de guérir ces lésions avant toute intervention oculaire.

Quand la névrose réflexe atteint les fibres musculaires lisses, elle se traduira par des troubles de l'accommodation, spasmes, mydriase, asthénopie, etc.

La *mydriase* est rare ; elle a été signalée dans les travaux de Goris (de Bruxelles) (3) et de Trousseau. Ces auteurs ont

---

(1) GOUREAU. Analysé *in Recueil d'ophtalmologie*, 1891.

(2) LAURENS. (*Presse médicale*, février 1896.)

(3) GORIS. (Congrès international d'otologie et de laryngologie. Paris, septembre 1889.)

remarqué la dilatation papillaire chez les sujets atteints de lésions nasales et l'ont vu disparaître par le traitement de ces dernières.

L'*asthénopie* est plus fréquente; Il existe une véritable asthénopie accommodative d'origine nasale. Les malades se plaignent d'avoir la vue trouble, quelques-uns ne peuvent plus lire sans éprouver une sensation de fatigue ; les lettres se brouillent, deviennent confuses ; en même temps qu'apparaissent des tiraillements et des douleurs dans les yeux. Ziem, Lieven (1), Moore (2), Bronner, Spalding (3), Trousseau ont rapporté des cas intéressants de cette asthénopie.

Ziem (4) l'a vu très souvent dans des cas d'oblitération chronique du nez. Bronner (5) a observé cette asthénopie coexistant avec des végétations adénoïdes et disparaissant après leur ablation. Horace B. Ware (de Scranten) (6) la signale comme très fréquente quand il y a sténose nasale. Il a pratiqué chez des malades atteints de rhinite aiguë l'examen ophtalmoscopique et il a trouvé une vive inflammation de la rétine et une congestion quelquefois très intense ; il y avait toujours de la photophobie à un degré plus ou moins grand. L'affection nasale traitée et guérie, tous les symptômes oculaires disparaissaient. A. B. Kibbe (7) a relaté un cas très remarquable d'asthénopie et de céphalalgie dus à l'hypertrophie du cornet moyen. Il fut consulté par un malade souffrant depuis cinq ans de céphalalgie violente et ne pouvant plus lire depuis un an sans éprouver une sensation de fatigue ; il y avait une insuffisance des droits externes de 3°. L'examen rhinoscopique montra une déviation de la cloison à droite et une hypertrophie énorme du cornet moyen à gauche remplissant complètement la concavité du septum dévié. Le cornet hypertrophié fut enlevé à l'aide d'un serre-nœud de Jarvis ; dès le lendemain le malade pouvait lire sans difficulté, et huit

---

(1) Lieven. (*Loc. cit.*)

(2) Moore. (*Loc. cit.*)

(3) Spalding. (*Arch. of otol.*, Vol. XXI, n° 3, p. 286, juillet 1892.)

(4) Ziem. (*Loc. cit.*)

(5) Bronner. (*The journ. of laryng.*, p. 495, décembre 1889.)

(6) Horace B. Ware. (*Journ. of ophthalm. and laryng.*, p. 158, avril 1892.)

(7) A. B. Kibbe. (*Medical record*, 23 avril 1892.)

jours après, la céphalalgie ayant complètement disparu, le malade lisait indéfiniment sans être incommodé. La ténotomie des droits internes avait été décidée, mais, chose curieuse, quelque temps après l'intervention nasale, l'insuffisance des droits externes n'existait plus. Tout récemment, Mathias L. Foster (1) a rapporté un cas d'asthénopie due à la pression des cornets hypertrophiés sur la muqueuse de la cloison; l'ablation et la cautérisation des parties hypertrophiées firent disparaître rapidement les troubles oculaires.

Mon maître, Lermoyez, a observé un cas remarquable qu'il a bien voulu me communiquer et dont voici le résumé : un homme de quarante ans était atteint depuis une dizaine d'années d'une anosmie complète et d'une obstruction nasale, par tuméfaction du tissu érectile, si marquée, que le soir le malade était obligé de se cocaïniser le nez pour s'endormir. Il présentait, en outre, une hydrorrhée très abondante et une toux d'origine nasale. Avec le progrès de ces accidents s'établit de l'asthénopie accommodative telle que le malade ne pouvait plus lire de près sans porter des verres. Mais lorsqu'il se cocaïnisait le nez, ce phénomène disparaissait et la vision redevenait normale; l'asthénopie reparaissait dès que l'action de la cocaïne étant épuisée, le nez s'obstruait de nouveau.

On le voit, les faits d'asthénopie d'origine nasale se multiplient chaque jour et sont d'observation presque journalière. On devra y songer chaque fois que l'examen de l'œil et de ses annexes aura révélé l'intégrité de la réfraction, de la conjonctive et des voies lacrymales. Nous avons vu plus haut comment elle se manifestait d'une manière générale, nous ne pouvons mieux faire que de citer ici la description remarquable qu'en a faite Trousseau (2) : « Un individu, un neurasthénique en général (j'admets la prédisposition), se plaint de mouches volantes, de petites douleurs péri-orbitaires, de légère photophobie, mais il passerait sur ces inconvénients n'était l'impossibilité où il se trouve de s'occuper longtemps. A peine a-t-il commencé à lire que les yeux rougissent, se

---

(1) Mathias L. Foster. (*Manhattan eye and ear hosp. reports*, janvier 1894.)
(2) Trousseau. (*Loc. cit.*)

remplissent de larmes, que les douleurs augmentent, que la vue se trouble et que le livre doit être repoussé en toute hâte. Le soir tout s'exagère. Et pourtant la réfraction est normale, et pourtant la conjonctive et les voies lacrymales sont saines, l'origine du mal se cache dans les fosses nasales. »

IV. — *Troubles nutritifs et vaso-moteurs*. — Ces troubles peuvent atteindre toutes les membranes d'enveloppe et les milieux de l'œil, quelques-uns sont très rares et ont été l'objet de communications ou d'observations intéressantes parmi lesquelles nous signalerons les plus importantes.

L'injection de la conjonctive se rencontre asez fréquemment dans certaines affections nasales. C'est une injection des vaisseaux par voie réflexe (vaso-dilatation) produite par l'irritation du trijumeau. Elle explique la longue durée de certaines formes de conjonctivite et de kératite et l'inefficacité du traitement purement oculaire. Chez une malade qui présentait outre des douleurs et picotements dans les yeux, de la photophobie, du larmoiement, une congestion extrêmement tenace des conjonctives, A. Blitz (1) obtint une guérison complète et rapide par la simple cautérisation de la muqueuse nasale hypertrophiée au niveau des cornets. Nombre de conjonctivites, de kératites phlycténulaires, coexistant avec des maladies du nez, ne guérissent qu'après la disparition de ces dernières, car elles sont sous la dépendance de troubles vasculaires réflexes.

Rapprochons ces injections conjonctivales des névroses ciliaires, bien décrites par Lieven (2) et dont il a rapporté un cas remarquable. Il s'agissait d'une synéchie entre le cornet inférieur droit et le septum; chaque congestion du tissu érectile déterminait la névrose. L'adhérence fut rompue, le cornet cautérisé et le trouble oculaire disparut complètement.

L'iritis, d'origine nasale, est bien connue depuis les travaux de Ziem. Nous verrons que sa pathogénie est très discutée, mais quelques auteurs en font un trouble réflexe et nous l'étudierons ici. C'est Ziem qui, en 1888, a relaté la première

---

(1) A. Blitz. (*The journ. of the amer. med. association*, 10 mai 1890.)
(2) Lieven. (*Deutsche med. Wochenschrift*, 1er décembre 1892.)

observation d'iritis liée à une affection nasale. Il s'était trouvé en présence d'une iritis de forme très douloureuse, contre laquelle atropine et calomel avaient été inefficaces pendant treize jours. La pompe foulante fit sortir de la fosse nasale une quantité énorme de pus très fétide, et dès ce moment le malade éprouva un soulagement marqué du côté de la tête et de l'œil atteint. Les irrigations nasales furent continuées et quelques jours après l'iritis disparut complètement. En 1889, Ziem observa un nouveau cas d'iritis lié à une suppuration du sinus maxillaire. C'était une iritis récidivante de l'œil droit, ayant amené l'occlusion complète de la pupille, le refoulement de l'iris en avant, l'hypertension et l'amaurose de l'œil. L'attention fut attirée du côté du sinus, l'hypothèse d'un empyème étant probable, la perforation fut faite et donna issue en effet à du pus ; on pratiqua des lavages antiseptiques et un mois après la guérison de l'iritis était complète. Un troisième cas, cité par Ziem, date de 1892. L'iritis avait été absolument rebelle au traitement par l'atropine, le ton nasillard du malade amena à une exploration des fosses nasales, qui fit découvrir une déviation de la cloison obstruant presque complètement le côté de la narine correspondant à l'iritis. A l'aide de sa pompe foulante, Ziem fit sortir une assez grande quantité de pus, il pratiqua ensuite l'ablation de la saillie du septum, fit des lavages réguliers des fosses nasales et, huit jours après, le malade pouvait reprendre son travail.

En 1893, Fromaget (1) communique à la Société d'ophtalmologie et de laryngologie de Bordeaux, le cas d'une iritis consécutive à un empyème de l'antre d'Highmore. Deux jours après l'ouverture du sinus, les symptômes de l'iritis aiguë avaient disparu sans aucun traitement oculaire. Pour expliquer ces faits, Fromaget invoqua des désordres circulatoires causés par l'empyème et des troubles nerveux réflexes.

Le *glaucome* consécutif aux affections nasales est très rare. D'après E. Berger, chez les gens prédisposés au glaucome le développement de cette maladie peut être provoqué par l'irritation des fibres du trijumeau résultant d'une affection du nez. Ziem a parfois observé des attaques glaucomateuses dans les

<hr>

(1) FROMAGET. Iritis consécutive à un empyème de l'antre d'Highmore. (*Annales des maladies de l'oreille et du larynx*, 1894, p. 871.)

suppurations des fosses nasales et des cavités annexes; il cite un cas intéressant de guérison de glaucome obtenue par de simples irrigations intra-nasales. Lennox-Browne (1) rapporte l'histoire d'une femme atteinte de glaucome où l'iridectomie fut faite sans résultat ; peu après apparurent des accès d'asthme et en examinant le nez on découvrit de petits polypes dont l'extirpation amena la disparition de l'asthme, des douleurs péri-orbitaires et une amélioration du côté des yeux sans qu'il eût été fait d'autre traitement. W. Cheatam (2) a vu guérir des glaucomes par allongement du rameau nasal de la cinquième paire et il ajoute que ces cas pouvaient être le résultat d'une maladie chronique du nez. C'est la confirmation de la pratique de Badal qui a très justement préconisé dans certaines formes de glaucome l'élongation du nasal dont il a retiré d'excellents résultats.

Le *goitre exophtalmique*, dans certains cas, est manifestement lié à une maladie du nez. Hack(3), le premier, a signalé un cas très curieux de maladie de Basedow coïncidant avec une rhinite hypertrophique. Or, au fur et à mesure qu'il cautérisait les cornets hypertrophiés, l'exophtalmie diminuait peu à peu et disparaissait du côté de la narine cautérisée. En même temps l'acuité visuelle augmentait et les autres symptômes cardinaux du goitre allaient en s'atténuant. Depuis, quelques auteurs, Stocker, Fränkel (4) ont rapporté des observations analogues. Hopman (5), en traitant une rhinopharyngite sèche, a vu parallèlement s'amender tous les signes d'une maladie de Basedow que présentait le malade.

Dans tous ces cas on voit l'influence d'une affection du nez sur l'évolution du syndrome de Basedow; si l'on soigne la maladie nasale, les symptômes oculaires disparaissent. Felix Semon (6) cite un fait où, au contraire, le traitement a créé et non plus guéri les troubles oculaires. Après avoir pratiqué

---

(1) Lennox-Browne. (*Loc. cit.*)
(2) W. Cheatam. (*Amer. Practit.*, april 2, 1887 ; *in Journ. of laryng.*, n° 5, 1887.)
(3) Hack. (*Loc. cit.*)
(4) Fränkel. (*Berlin. klin. Wochenschrift*, p. 111, 1888.)
(5) Hopman. (*Berlin. klin. Wochenschrift*, n° 42, p. 830, 15 octobre 1888.)
(6) Felix Semon. (*Brit. med. journ.*, p. 888, 20 avril 1889.)

l'ablation des polypes muqueux multiples à un malade, celui-ci présente subitement de l'exophtalmie de l'œil droit deux jours après l'opération, mais sans augmentation de volume du corps thyroïde, ni tachycardie.

Comment expliquer les relations qui existent entre le goitre exophtalmique et les affections nasales ? Selon Lermoyez (1) : « Nous pouvons, dit-il, être plus hardis que Hack et admettre l'influence déterminante de la lésion nasale sur la production de la maladie de Graves. Mais comment concevoir cette physiologie pathologique ? Rien n'est plus simple maintenant qu'on tend à faire du syndrome de Basedow une névrose générale qui, au même titre que l'hystérie, l'épilepsie, pourrait être créée ou même réveillée par les troubles nasaux jouant en la circonstance le rôle d'agents provocateurs chez un hérédo-nerveux. »

Nous terminerons cette étude des troubles oculaires réflexes d'origine nasale, en signalant encore un symptôme qui a été observé pour la première fois par E. Berger en 1887 : le *rétrécissement du champ visuel* (1). Cet auteur vit une malade qui avait subi une cautérisation nasale, inhabilement pratiquée, à la suite de laquelle il y avait eu nécrose de l'os nasal droit fistule consécutive et diminution de la vue du même côté. On pouvait constater chez elle un rétrécissement concentrique du champ visuel à droite. Ce signe a été retrouvé depuis par Killian, Bronner, etc. Ziem (2) l'a rencontré dans des lésions des sinus frontaux et une fois au cours d'une sinusite maxillaire.

Comment reconnaître la nature et la cause de ces troubles oculaires réflexes ? Il faudra tout d'abord pratiquer un examen très minutieux de l'œil, des voies lacrymales et des fosses nasales, afin d'éliminer toute cause de propagation inflammatoire ou infectieuse. Nous insisterons sur les points suivants : la rhinoscopie antérieure devra être faite très soigneusement, car, bien souvent, à première vue, rien ne paraît

---

(1) BERGER. La chirurgie du sinus sphénoïdal. Paris, 1890.

(2) LERMOYEZ. Des accidents qui arrivent à la suite des opérations intra-nasales. (*Annales des maladies de l'oreille et du larynx*, février 1891.)

anormal dans la narine, pas de rougeur, pas de muco-pus, et l'on ne voit pas la véritable origine du trouble oculaire. Si, cependant, l'on cocaïnise fortement la muqueuse, la rétraction de celle-ci montrera assez fréquemment, dans le méat infé-rieur, au-dessous de l'orifice du canal lacrymo-nasal, une gouttelette de pus, vestige d'une inflammation de la pitui-taire; par là même se trouvent expliqués le larmoiement incoercible, la dacryocystite, etc., alors qu'un examen rapide et négatif eût fait conclure à un trouble oculaire réflexe d'ori-gine nasale. On ne négligera pas de faire la rhinoscopie pos-térieure et le toucher du cavum. La perméabilité du canal lacrymo-nasal sera recherchée. L'examen bactériologique des culs-de-sac conjonctivaux sera quelquefois utile, car il pourra parfois déceler, outre les microbes de la suppuration, d'autres microorganismes, celui de l'ozène, en particulier, dont la présence expliquera l'étiologie souvent vague et indécise de certaines lésions oculaires rebelles. Enfin, l'examen ophtal-moscopique, en révélant des troubles de compression, fera éliminer l'idée de névrose et songer à l'hypothèse d'un em-pyème ou d'une tumeur des sinus.

Quand on a constaté l'absence de propagation naso-lacry-male, de maladie générale, et qu'on se trouve uniquement en présence d'une légère déviation de la cloison, d'un éperon, d'un petit polype muqueux, etc., l'on devra rechercher si ces lésions sont le point de départ du réflexe naso-ocu-laire. Dans ce but, on a recours à l'épreuve de la cocaïnisa-tion, que l'on emploie pour diagnostiquer tous les réflexes d'origine nasale. On pourra la faire de la manière suivante, ainsi que nous le voyons chaque jour pratiquer à la clinique de notre maître, Lermoyez, pour l'anesthésie des muqueuses du nez, de la gorge et du larynx.

On ne se servira pas de solutions de cocaïne préparées à l'avance, car elles se décomposent très rapidement, de-viennent moins anesthésiques et plus toxiques. Il est préfé-rable de faire sa solution soi-même, extemporanément. Pour cela, on dissout une quantité déterminée de chlorhydrate de cocaïne (2 centigrammes, par exemple) dans 20 centigrammes d'eau distillée ou mieux d'eau phéniquée au centième (ce qui se fait facilement à l'aide d'un compte-gouttes titré). Avec cette solution au 1/10°, on badigeonnera la muqueuse nasale au moyen d'un porte-coton, ou mieux avec un porte-pinceau. On sait que, outre son effet anesthésique, la cocaïne a la propriété de diminuer rapidement et pendant un temps assez long la congestion de la pituitaire. L'afflux sanguin étant amoindri, le gonflement de la muqueuse devient moins prononcé, et d'autre part, l'irritabilité des rameaux sensitifs étant annihilée, on devra obtenir une disparition passagère du trouble oculaire.

Si le larmoiement, le blépharospasme cessent, c'est que la cause de la névrose oculaire réside dans le nez. Dans ce cas, l'attouchement des mêmes points avec la sonde, sans cocaïnisation préalable, provoquera une exagération des symptômes ophtalmiques.

Cette épreuve de la cocaïne, qui est presque généralement adoptée, est cependant condamnée par Ziem, qui la trouve infidèle et quelquefois dangereuse : il aurait, en effet, observé plusieurs fois un brusque reflux sanguin vers l'œil.

L'interprétation pathogénique des faits que nous venons d'exposer découle des relations anatomo-physiologiques, unissant les systèmes oculaire et nasal.

Les rapports *physiologiques* entre le nez et l'œil sont bien connus et d'observation constante ; nombre d'excitations, qui portent sur l'un de ces organes, retentit sur l'autre. De Wecker (1) écrit : « une excitation des nerfs de l'intérieur du nez produit les mêmes réflexes sur l'œil (hyperémie, larmoiement) que les maux de dents ». On voit chaque jour l'irritation de la pituitaire par des odeurs, des gaz irritants comme l'ammoniaque, par l'introduction dans le nez d'un corps étranger, d'un instrument, provoquer le larmoiement.

Et réciproquement, l'excitation de l'œil réagit sur la muqueuse nasale et provoque l'éternuement, surtout chez les nerveux et les sujets impressionnables. Ce trouble réflexe, dû à l'excitation des branches terminales du trijumeau, se produit dans des circonstances très diverses. On l'a observé

---

(1) DE WECKER. (*Traité d'ophtalmologie*, T. III, p. 703.)

après des lavages de la conjonctive ou après l'instillation de collyres (1). Il survient chez certaines personnes sous l'influence de la lumière et il aurait pour voie de transmission les nerfs ciliaires. Féré (2) a étudié le fait sur lui-même. Il observa qu'en luxant ses quatre points lacrymaux avec des serre-fines, il pouvait s'exposer impunément à la lumière sans éternuer. Si les points lacrymaux redevenaient libres et reprenaient leur position, il n'y avait plus obstacle à l'écoulement des larmes et l'éternuement réapparaissait. De cette expérience, il conclut que dans certains cas il faut une double excitation pour amener l'éternuement réflexe qui succède à l'impression de la lumière : 1° excitation de la rétine qui amène le larmoiement; 2° excitation de la pituitaire par le contact des larmes. C'est ainsi, selon Féré, qu'on peut expliquer que ce réflexe ne se produise pas toujours instantanément et qu'un certain temps puisse s'écouler entre le moment où a lieu l'excitation lumineuse et celui où se produit l'éternuement.

Un fait tiré de la *physiologie expérimentale* montre bien les connexions étroites entre ces deux organes des sens. Si chez un animal l'on obstrue une narine, on voit très rapidement subvenir du strabisme du côté correspondant, avec astigmatisme et asymétrie de l'orbite (Ziem) (3).

Les *relations nerveuses* entre ces deux organes des sens justifient les phénomènes réflexes dépendant de l'excitation de leurs terminaisons. Elles sont établies par la branche ophtalmique de Willis, l'une des trois branches terminales du trijumeau. Ce nerf fournit d'une part, des filets aux organes contenus dans la cavité orbitaire : filets cutanés à la paupière supérieure, muqueux à la conjonctive et aux voies lacrymales, glandulaires à la glande lacrymale, sensitifs ciliaires se distribuant aux parties profondes du globe oculaire, et il s'unit par de nombreuses anastomoses avec les nerfs moteurs de l'œil ; d'autre part, au niveau du trou orbitaire interne antérieur, il se divise en nasal externe et nasal

(1) FEILCHENFELD. (*Klinische Monatsblätter für Augenheilkunde*, janvier 1889.)

(2) FÉRÉ. Société de biologie, 1890.

(3) ZIEM. (*Monatschr. für Ohrenheilk.*, n°° 8 et 9, 1893. *Annales des maladies de l'oreille*, juillet 1892.)

interne, ce dernier se distribuant surtout à la muqueuse pituitaire. On voit donc, en somme, que l'innervation de deux organes différents, œil et nez, relèvent d'une source nerveuse commune et de ce fait se trouvent singulièrement élucidés les rapports physiologiques et pathologiques entre ces deux organes.

C'est en se basant sur ces données qu'on peut établir une théorie pathogénique des troubles oculaires réflexes. D'après E. Berger ces accidents sont la conséquences de l'état d'irritation des organes terminaux du trijumeau ; ils ne seraient en somme qu'une manifestation des nombreuses névroses ayant leur point de départ dans les fosses nasales et se produisant chez des sujets prédisposés, nerveux ou neurasthéniques.

L'étude de ces névroses, basée sur des faits de physiologie expérimentale (Brown-Séquard, F. Franck, Laborde), sur des observations cliniques (relation entre les polypes muqueux du nez et l'asthme, etc.), a pris un essor nouveau depuis les recherches de Hack en 1884. Dès lors, la plupart des affections oculaires, coexistant avec des lésions du nez et dont le trait d'union échappait, furent expliquées par des troubles réflexes ; la théorie était ingénieuse, séduisante, elle eut de nombreux adeptes. Que l'on songe, en effet, à la richesse nerveuse des muqueuses nasale et pharyngée, aux diverses névroses qui y prenaient naissance ; d'autre part, aux anastomoses multiples unissant les deux systèmes, orbito-oculaire et nasal, et à leur innervation en partie commune, il n'en fallait pas davantage pour voir dans les phénomènes oculaires, comme le larmoiement, le blépharospasme, etc., des faits absolument identiques à la toux, l'asthme, la céphalalgie, etc., c'est-à-dire des troubles réflexes. Il fallut démontrer l'enchaînement et la succession des phénomènes pathologiques, et c'est ici que se produisirent des divergences d'opinion : Hack plaçant le point de départ du réflexe dans la turgescence du tissu érectile ; Fränkel, Schäffer, etc., admettant qu'il prend origine dans les terminaisons des nerfs sensibles de la muqueuse.

Selon Hack et ses élèves, « l'engorgement du tissu caverneux des cornets amène une action vaso-dilatatrice réflexe.

Pour expliquer, par exemple, la production du goitre exophtalmique, consécutivement à l'hypertrophie des cornets inférieur et moyen, Hack suppose que l'irritation des organes périphériques du sympathique, produite par le gonflement du tissu caverneux, détermine une vaso-dilatation. Pour lui, l'engorgement du tissu érectile des cornets est la condition *sine qua non* des symptômes réflexes dits secondaires. Moldenhauer (1) soutient les même idées. Il pense que de nombreux cas de mouches volantes, d'amblyopie transitoire et d'amaurose, sont dus à une imbibition séreuse de la gaine du nerf optique, d'ordre réflexe et ayant comme point de départ la muqueuse nasale (2) ». Mais bientôt on admit (Fränkel, Schmaltz, Schäffer) que le gonflement du tissu érectile n'était pas nécessaire pour provoquer un trouble réflexe oculaire ; comme le fait remarquer E. Berger, les affections des sinus où il n'y a pas de tissu caverneux, peuvent produire les mêmes troubles réflexes que les maladies des fosses nasales. Donc, le le point de départ de ces phénomènes était dans l'irritation des branches terminales du trijumeau dans la muqueuse.

Cette excitation peut se produire directement par un corps étranger (croûtes, sécrétions desséchées dans la rhinite atrophique), ou une tumeur mobile (petits polypes pédiculés, en particulier) ; dans d'autres cas, elle est due à des poussières inertes ; enfin, cette irritation peut être provoquée par un processus inflammatoire dont la muqueuse est le siège. Sous l'influence de ces causes diverses, l'irritation d'un filet nasal du trijumeau se transmettra aux centres nerveux et de là pourra réagir soit sur une autre branche du trijumeau, soit sur un nerf voisin et produire, dans le domaine de celui-ci, des troubles variés, excitation, parésie, paralysie, etc.

Ajoutons que les accidents nerveux oculaires, d'origine nasale, suivent les lois des actes réflexes établies par Pflüger et Chauveau. L'œil est toujours malade du même côté que la lésion nasale (loi de l'unitéralité). Quelquefois l'autre œil est pris lui aussi (loi de symétrie), mais il est moins que le premier (loi de l'intensité).

---

(1) Moldenhauer. Maladies des fosses nasales, trad. par Potiquet, Paris, 1888.
(2) E. Berger. Rapports entre les maladies des yeux et celles du nez. Paris, 1892.

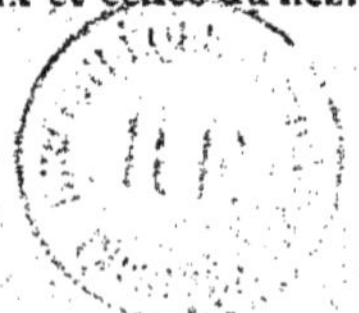

C'est par cette théorie nerveuse que E. Berger et quelques auteurs expliquent la plupart des troubles oculaires réflexes d'origine nasale, blépharospasme, rétrécissement du champ visuel, etc. De plus, Berger compare ces troubles oculaires à ceux qui se produisent dans la névralgie du trijumeau et constate une analogie absolue. « Dans la névralgie du trijumeau, nous trouvons l'injection de la conjonctive, l'injection ciliaire, des sensations douloureuses dans l'œil, la photophobie, le larmoiement, l'ambiyopie, le rétrécissement du champ visuel (Leber), le blépharospasme, qui peut aller jusqu'au tic convulsif (Leber). Disons aussi que la névralgie du trijumeau, comme les affections nasales, peut être la cause du glaucome. De même, les troubles oculaires d'origine dentaire sont en partie des troubles réflexes produits par l'irritation des fibres du trijumeau, et c'est ce qui arrive pour les troubles de l'accommodation, l'asthénopie musculaire, l'amblyopie, le glaucome (Cracineanu). J'explique par l'irritation des organes terminaux du trijumeau quelques troubles oculaires qu'on a observés dans les affections du pharynx et des amygdales, tels que le larmoiement, le blépharospasme, la faiblesse du muscle de l'accommodation. L'identité de ces troubles réflexes est évidente, que la névralgie du trijumeau soit d'origine dentaire, nasale ou pharyngienne. »

C. Ziem (de Dantzig) explique, par des troubles circulatoires, la pathogénie des modifications du champ visuel, de l'accommodation, de l'iritis, etc., dans les affections nasales. Sa théorie se fonde sur la turgescence des tissus caverneux, apportant un obstacle aux voies de la circulation de retour dans l'orbite et le globe oculaire. C'est en vertu de ce principe qu'il condamne les badigeonnages du nez à la cocaïne comme moyen d'épreuve dans les névroses réflexes. Il a vu, chez un malade, ces badigeonnages répétés provoquer un accès aigu de glaucome qu'il attribue à un brusque reflux sanguin vers l'œil et à une congestion intense du corps ciliaire.

Les voies nerveuses et vasculaires peuvent, dans bien des cas, être le lien rattachant les affections oculaires et nasales, que le trouble soit purement réflexe ou dû à une stase sanguine, mais on devra compter avec les empyèmes latents des

sinus, très souvent méconnus. Il nous semble également que
certains de ces accidents, que nous disons réflexes quand la
véritable cause nous échappe, peuvent être rattachés fréquemment au transport de germes microbiens ou à la diffu-
sion de leurs toxines, ainsi qu'on le voit si souvent en patho-
logie générale.

Paris.— Imprimerie de la *Semaine Médicale*, 31, rue Croix-des-Petits-Champs. — J. CHARPENTIER.

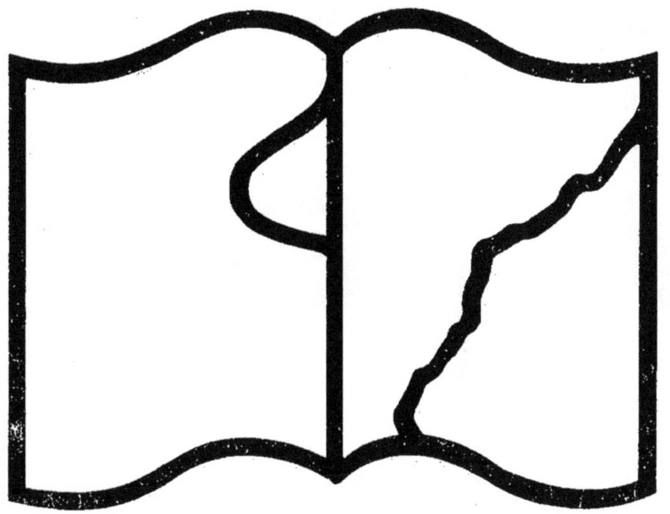

Texte détérioré — reliure défectueuse

NF Z 43-120-11

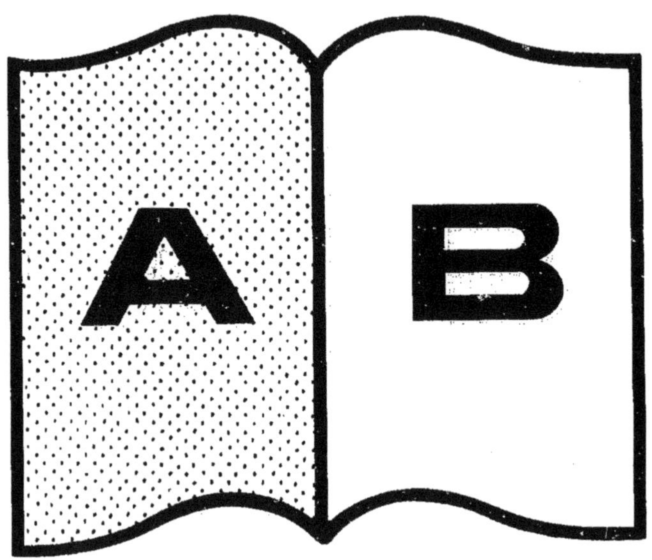

Contraste insuffisant

NF Z 43-120-14

9 782013 592796